AF336646

ARCHIVES

DE

PARASITOLOGIE

Paraissant tous les trois mois

SOUS LA DIRECTION DE

RAPHAËL BLANCHARD

PROFESSEUR A LA FACULTÉ DE MÉDECINE DE PARIS,
MEMBRE DE L'ACADÉMIE DE MÉDECINE

EXTRAIT

LES MALADIES DES PAYS CHAUDS

LEUR ÉTUDE, LEUR ENSEIGNEMENT

PAR

J. BRAULT

Professeur à l'Ecole de médecine d'Alger.

ABONNEMENT :

PARIS ET DÉPARTEMENTS : **30 fr.** | UNION POSTALE : **32 fr.**

PARIS

GEORGES CARRÉ et C. NAUD, ÉDITEURS
3, Rue Racine, 3

1898

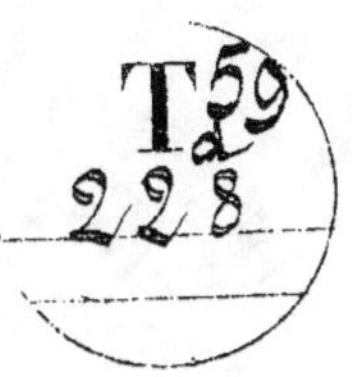

Extrait des *Archives de Parasitologie*, I, n° 1, page 8, année 1898

LES MALADIES DES PAYS CHAUDS

LEUR ÉTUDE, LEUR ENSEIGNEMENT

PAR

J. BRAULT

Professeur à l'Ecole de médecine d'Alger.

Les géographes ont l'habitude de diviser chacun des hémisphères de notre globe en trois zones : glaciale, tempérée et torride. Nous devons, pour notre compte, adopter une division un peu plus compliquée, car nous sommes obligés d'admettre une zone prétropicale, qui embrasse les « pays chauds » proprement dits. Toutefois l'étude de la pathologie exotique ne saurait se borner à cette délimitation par trop étroite, et nous sommes d'avis que notre patrimoine s'étend plus loin et doit comprendre à la fois les zones prétropicale et intertropicale des deux hémisphères.

Ainsi compris, notre domaine représente donc une large ceinture terrestre et, chose passionnante pour l'esprit des chercheurs, dès qu'on en quitte les grandes lignes, on tombe facilement dans des territoires pour ainsi dire inexplorés.

Certes, je ne veux pas nier les efforts qui ont été faits jusqu'à présent pour explorer ce domaine. Vous n'ignorez pas que, chez tous les peuples colonisateurs, les médecins de la marine et de l'armée, soit en expédition, soit en mission, ont cherché à pénétrer les mystères de la pathologie exotique. Bien plus, les explorateurs eux-mêmes nous ont parfois laissé des relations curieuses. Mais par malheur, assez fréquemment placés dans des conditions d'observation défectueuses, luttant contre un climat déprimant et des difficultés de toutes sortes, privés des moyens d'investigation indispensables, malgré leur énergie, malgré leurs grandes capacités, ils ont souvent dû se borner à ne voir que le côté clinique des choses et se confiner dans de pures hypothèses, sans pouvoir davan-

(1) Extrait de la leçon d'ouverture du cours sur les maladies des pays chauds (novembre 1897).

tage approfondir. Si vous le voulez bien, nous allons déployer la carte et voir grosso modo ce que l'on sait et ce qu'il reste à faire.

Je viens de vous le dire, dans les deux hémisphères les « pays chauds » comprennent deux zones au point de vue médical. Ces limites n'ont pas, bien entendu, la rigueur des délimitations conventionnelles, et si ces régions sont pathologiquement assez distinctes à leur centre, il n'en est pas moins vrai qu'à leurs confins communs, elles se fondent petit à petit les unes dans les autres, par une sorte de gradation toute naturelle ; il en est de même au niveau des régions tempérées qui limitent le tout. C'est une notion banale, la nature ne fait point de sauts ; il en résulte que le problème se complique.

Prenons tout d'abord la zone prétropicale. C'est là une région un peu floue, où les maladies des zones tempérées et celles des tropiques viennent se mélanger, ce qui en rend la géographie médicale particulièrement complexe. Sous ces climats déjà chauds, il y a peut-être des types particuliers, comme la fièvre méditerranéenne ; la bilharziose y prospère plus que partout ailleurs ; certaines maladies, rares dans les pays froids, deviennent plus fréquentes et surtout plus graves, comme le paludisme, la dysenterie, les hépatites. D'autres affections plus banales, comme la fièvre typhoïde, se modifient au point de présenter des types assez spéciaux. Enfin il faut tenir compte déjà des différences de races, de l'immigration, et d'une foule de conditions sociales : la civilisation, moins avancée en général, entraîne une hygiène plus défectueuse et une misère plus grande. C'est ainsi que certaines affections : granulations, phagédénisme, lèpre, variole, typhus, font beaucoup plus de victimes. Dans ces contrées, il est une chose qui frappe, comme l'indique Kelsch, c'est la régularité de l'évolution cyclique, annuelle des maladies. En été, nous sommes régulièrement aux prises avec la dysenterie et les premières atteintes du paludisme ; en automne, nous observons les récidives du paludisme ; en hiver, les cachexies, les congestions viscérales et les pneumonies. Hippocrate, qui étudiait en Grèce, c'est-à-dire dans la zone qui nous occupe actuellement, avait bien observé la chose et avait formulé la doctrine des influences.

Toutefois, il ne faudrait pas croire un seul instant que la chaleur soit capable à elle seule d'engendrer des maladies ; le climat, comme tous les autres facteurs que nous venons de citer il y a un moment, peut prédisposer aux troubles pathologiques, mais il ne les détermine pas. Annesley, Haspel et ceux qui étudièrent les premiers les maladies des pays chauds, ont pu penser autrement; mais déjà Félix Jacquot leur avait victorieusement répondu. Aujourd'hui, nous le savons bien, en fait de maladies il n'y a plus que des *affections parasitaires* et des *intoxications*.

Grâce à la bactériologie et à la parasitologie, nous commençons à bien connaître les premières; la chimie biologique est en train de débrouiller les secondes. Quant aux influences saisonnières et climatériques, je le répète, elles doivent être tout-à-fait reléguées au deuxième plan parmi les causes prédisposantes absolument banales; elles peuvent exalter la virulence de certains germes, elles peuvent leur présenter des conditions favorables d'existence et de développement, mais elles ne sauraient les créer. Le terrain, le milieu peuvent être propices, mais il faut toujours la graine. Autrement dit, il en est des infiniment petits comme de la faune et de la flore ordinaires, dans le temps et dans l'espace. A mesure que notre globe se refroidit, certaines espèces animales tendent à disparaître; certaines plantes, qui poussent vigoureusement sous les tropiques, s'étiolent même dans les serres de nos pays. Ce qui arrive là se passe également pour les parasites animaux et végétaux qui sont la cause prochaine de nos maladies; c'est ainsi que maintes affections sont en décroissance, que d'autres s'atténuent, que d'autres encore s'exaltent ou même ne se rencontrent que dans des régions bien déterminées.

Après cette digression un peu longue sans doute, mais nécessaire, j'arrive au cœur même de notre sujet, c'est-à-dire à l'immense zone placée de chaque côté de l'équateur, dans les hémisphères boréal et austral, entre les tropiques du Cancer et du Capricorne. Ici, dès que l'on quitte les limites des « pays chauds » proprement dits, la physionomie change du tout au tout et c'est là véritablement qu'il nous faudra chercher des types morbides nouveaux. Devons-nous en être étonnés? Non assurément; il y a beaucoup de raisons pour que nous assistions là à des choses particulièrement étranges.

Ces immenses contrées torrides, encore un peu mystérieuses, malgré les efforts d'intrépides explorateurs, ont tout d'abord une météorologie bien spéciale ; presque partout il y a deux saisons bien tranchées : la saison sèche ou fraîche, et la saison des pluies, des ras-de-marée, des typhons et des cyclones. Il en est ainsi au Sénégal, à Madagascar, qui nous intéressent plus particulièrement. Au Sénégal, la saison sèche va de décembre aux derniers jours de mai, la saison des grandes pluies et des tornades occupe les six autres mois de l'année. La première, avec ses écarts de température, est funeste aux noirs ; la seconde, uniformément chaude, orageuse et humide, se montre, au contraire, fatale aux Européens. Il est un proverbe sénégalais qui résume assez bien la question : « la chute des feuilles du Baobab, c'est la mort des noirs ; la pousse de ses feuilles, c'est la mort des blancs. » Ce cycle simplifié se reproduit avec une désespérante monotonie : si vous en voulez une description aussi fidèle que poétique, lisez ou relisez plutôt le *Roman d'un Spahi*..... « Trois ans avaient passé, trois fois étaient revenus le printemps terrible et l'hivernage, trois fois la saison de la soif, avec les nuits froides et le vent du désert », nous dit Loti, au début d'un de ses chapitres.

Les saisons ne sont pas partout aussi tranchées qu'au Sénégal, que je viens de prendre comme exemple ; mais, avec des variantes, presque tous les pays tropicaux tendent plus ou moins vers ce type.

Dans ces contrées, les conditions telluriques, un peu régies par ces influences saisonnières, ont aussi leur cachet tout spécial. D'une façon générale, les côtes sont basses, les rivières rares et terminées par des deltas marécageux, gonflées par les ondées de terribles orages, torrentueuses et débordantes à la saison des pluies ; elles découvrent au contraire une bonne partie de leur lit ou même se dessèchent complètement, quand vient la période estivale. Le sol est inégal et sans déclivité, à moins que l'on ne s'élève à une certaine altitude ; le pays n'est le plus souvent qu'une succession de marécages stagnants et de forêts vierges. Tels sont les immenses forêts de l'Amérique du Sud et du centre africain, les marigots de la Sénégambie, les marais à Palétuviers de Madagascar et les arroyos du Tonkin. A l'intérieur et tout alentour de ces grands marais fétides, les Graminées et les Cypéracées abondent ; il y a là une prodigieuse exubérance de végétation herbacée des plus préjudiciables. A la saison sèche, l'herbe meurt ; et quand les eaux se retirent, elles laissent à la surface du sol un limon, une boue aussi fertilisante que dangereuse. On le voit : chaleur, humidité, détritus organiques, tout est réuni pour constituer le terrain le plus favorable au paludisme.

La saison d'hivernage, je viens de vous le dire, est fatale au blanc. Dans cet air lourd et brûlant, chargé d'effluves, sous ce ciel toujours en feu, nous résistons très mal ; aussi ces contrées sont-elles surtout habitées par des noirs ou par des jaunes. Ces races sont bien différentes de la nôtre, on ne se le figure pas assez, et c'est avec raison que M. le professeur R. Blanchard dit « qu'il y a, au double point de vue de l'anatomie et de la physiologie, autant de distance entre l'Australien et l'Européen qu'entre le Chien et le Loup (1) ». En beaucoup de points, nous trouvons des populations restées à l'état primitif, sans organisation sociale, imprévoyantes au possible et toujours en guerre. Malgré la richesse du sol, d'ailleurs à peine défriché par places, vous sentez bien qu'il y a là tout ce qu'il faut pour préparer de terribles famines. Ajoutez à cela assez fréquemment l'alcoolisme et toutes les défectuosités au point de vue de l'hygiène de l'habitation, du vêtement et de l'alimentation, et vous aurez le tableau raccourci de tous les points faibles des aborigènes de ces régions.

Mais ce n'est pas tout. Après les météores, le sol et les races, nous devons envisager encore d'autres facteurs : la faune et la flore, si particulières en ces contrées. Vous savez qu'il y a des maladies d'alimentation ; par conséquent, les plantes plus ou moins alibiles ne nous sont pas indifférentes (atriplicisme, lathyrisme, etc.). Il en est de même des animaux : certains d'entre eux sont parasitaires ou venimeux, d'autres sont porteurs de maladies transmissibles à l'Homme, d'autres encore sont les véhicules ou les hôtes intermédiaires d'espèces parasites à développement plus ou moins compliqué. La faune peut donc influencer à son tour d'une façon appréciable la pathologie de ces régions. Voulez-vous des exemples ? Je n'ai que l'embarras du choix. Aux Indes, tous les ans des milliers de morts sont constatés à la suite des morsures de Serpents ; vous connaissez, au moins de nom, toute une série d'animaux parasites, qui ne se rencontrent pas dans nos pays : la

(1) R. Blanchard, Parasites animaux. *Traité de pathologie générale* de M. le prof. Ch. Bouchard, II, p. 649-810, 1895 ; cf. p. 653.

Chique, la Filaire de Médine, le Ver Macaque et le Ver du Cayor, qui se fixent sous la peau des habitants des tropiques. Dans ces mêmes pays, la femelle du Moustique, comme l'a observé Manson, pompe les embryons de la Filaire nocturne et les porte à la mare, assurant ainsi leur développement ; certains autres Diptères, appelés par les Anglais *Mangrove flies*, rendraient, dit-on, le même service aux embryons de la Filaire diurne. La Filaire de Médine elle-même aurait pour hôte intermédiaire un petit Crustacé copépode, le Cyclope.

Dans cette zone tropicale, dont nous venons d'étudier, si je puis dire, la physionomie générale, nous trouvons les trois grands foyers générateurs des pandémies qui désolent à certains moments l'humanité. Trois maladies ont là véritablement leur quartier général, leur lieu de résidence habituelle, d'où elles se répandent à travers le monde comme autrefois les grandes invasions. J'ai nommé la peste, le choléra et la fièvre jaune, avec leurs points de départ : l'Irak-Arabi, l'Al-Djezireh, l'extrême-Orient, l'Inde et le golfe du Mexique. Mais, à côté de ces grands premiers rôles et aussi à côté des affections rencontrées communément dans les pays chauds et tempérés, il existe une foule de satellites de diverses grandeurs, il est des maladies conservées, pour ainsi dire, à peu près vierges de tout exode hors de leurs royaumes respectifs, un peu comme ce petit roitelet du Dahomey qui ne devait jamais voir la mer.

Commençons, si vous le voulez bien, par notre continent ; jetons seulement les yeux sur la côte occidentale d'Afrique, depuis le Sénégal jusqu'aux territoires du Sud-Ouest africain, vous allez voir tout ce que l'on peut y rencontrer d'insolite. Sur cette côte inhospitalière, vous trouvez le pian ou framboesia, l'ulcère phagédénique, l'aïnhum, vous pouvez y compter presque toute la faune des Hématozoaires et une foule de parasites cutanés. C'est ainsi que vous rencontrez : les Douves, la Bilharzie, les Filaires nocturne, diurne et persistante, le Dragonneau, la Chique, le Ver du Cayor, etc.

Dans l'Amérique centrale et l'Amérique du Sud, on observe les boubas du Brésil, les yaws de la Guyane, le verruga des Andes, les diverses pintas qui se rencontrent au Guatemala, en Colombie, au Pérou et au Mexique ; le Ver Macaque, la Dermatobie et la Mouche hominivore.

Aux Indes et dans l'extrême Orient, sans parler de certains helminthes qui n'ont été trouvés qu'en Chine et au Japon, citons plus spécialement : le bouton du Népaul, le pied du Madura, le béribéri, les herpès tropicaux. Que de choses encore que j'oublie de vous nommer. Que de choses encore qui ne nous sont pas connues, même de nom. Quant aux maladies que nous venons d'énumérer, que de problèmes irrésolus s'y rattachent. L'étude du paludisme est achevée dans ses grandes lignes, mais que d'inconnues encore dans les détails! Il suffit, dans ce pays que nous habitons, d'avoir vu les grands services de médecine pour s'en convaincre. Combien n'y a-t-il pas encore de cas, que l'on ne saurait ranger d'une façon certaine ni dans le paludisme ni dans l'infection typhoïde ?

Quoi que l'on veuille bien dire, la pyrétologie des pays chauds n'est pas encore une chose arrêtée. Tous ceux qui connaissent la question voudront me servir de témoins : ce que nous savons, maintenant que l'on a beaucoup fait, c'est qu'il nous reste encore beaucoup à faire.

Nous connaissons les micro-organismes producteurs du choléra et de la peste, mais la sérothérapie, plus avancée pour cette dernière, n'a pas encore dit son dernier mot. Il y a quelques mois, un grand bruit nous est venu soudain de l'Amérique du Sud : le microbe de la fièvre jaune et même sa sérothérapie étaient trouvés ; deux savants bactériologistes, l'un italien, Sanarelli, l'autre allemand, Havelburg, se disputaient la priorité ; jusqu'à présent, on ne peut se prononcer d'une manière absolue sur cette importante découverte. Quant à la dysenterie, malgré de nombreux travaux, nous ne savons pas encore choisir, parmi les nombreux microbes proposés, celui ou ceux qui sont véritablement authentiques ; d'autre part, pas plus que pour le paludisme, nous ne connaissons le véhicule du contage.

Et ce n'est pas tout, le problème n'est pas si simple qu'il en a l'air au premier abord. Pour nous en tenir à la dysenterie, il ne faudrait pas croire, par exemple, qu'il suffise, aux colonies, de constater des épreintes et des selles muco-sanguinolentes pour poser le diagnostic ; on risquerait de prendre un syndrome pour une maladie. Non pas qu'il y ait des dysenteries, il n'y en a qu'une vraie avec des variétés, des modalités diverses ; mais il y a des colo-rectites multiples qui peuvent être attribuées à une foule de

causes, de même qu'il y a des cystites d'origine extrêmement
variée. Les selles sanglantes, la râclure de boyau, les épreintes
forment simplement un syndrome au même titre que la cystalgie,
le ténesme et l'expulsion de lambeaux muqueux accompagnée
d'hématurie.

Vous le voyez, même dans les grandes lignes, même pour les
maladies primordiales des zones prétropicale et torride, nous
sommes loin d'être fixés ; c'est vous dire ce que nous ignorons de
toutes les affections secondaires que je vous ai énumérées il y a un
instant. Il y a donc beaucoup à chercher et à glaner tout à la fois
Indépendamment de cela, il importe de corriger des erreurs de
lieu, des confusions regrettables : certains types morbides, observés
aux antipodes ou même moins loin, ont été envisagés comme de
nouvelles maladies exotiques, alors pourtant qu'elles se rencontrent
bel et bien en Europe. Peut-être avez-vous lu, il y a quelque temps,
l'étude de Miura sur le « *Kubisagari* » ou maladie de la tête qui
tombe ? Cette affection d'origine stabulaire, que l'on a rencontrée
surtout en été dans les provinces septentrionales du Japon, n'a
rien de très nouveau, puisqu'elle a déjà été décrite d'autre part
sous le nom de *vertige paralysant*, par Gerlier (de Genève), qui l'a
observée en Suisse. Il est de même bien probable que la conjonc-
tivite de l'Asie centrale se confond avec l'ophtalmie granuleuse de
nos pays.

Mais, dira-t-on, ce sont là surtout des maladies de nègres, qui
nous intéressent fort peu. Je l'ai déjà dit ailleurs, le propre de
l'humanité c'est de mépriser ce qu'elle ignore. Cependant, tout
cela nous touche de très près, pour de multiples raisons dont je
vais essayer d'esquisser les principales.

Depuis les origines du monde, l'homme des régions froides a
toujours eu tendance à gagner vers le Sud, c'est l'histoire de
presque toutes les invasions depuis Alaric jusqu'à Gengis-Khan ;
c'est, pourrais-je ajouter, l'histoire de l'humanité depuis les temps
les plus reculés jusqu'à nos jours. Sans doute, nous ne voyons
plus actuellement de ces vastes inondations humaines comme
celles des Huns et des Tartares ; et si certains écrivains nous
menacent du péril noir ou du péril jaune, la civilisation a su nous
déshabituer de ces exodes en masse. Mais, il faut bien le dire, le
mouvement humain s'est simplement transformé et nous assistons

à l'heure qu'il est, chez tous les grands peuples d'Europe, à une politique d'expansion coloniale systématique. Ces débouchés vers les contrées lointaines sont destinés à déverser le trop plein qui déborde depuis que l'on se regarde sans coup férir, depuis que les nations, armées jusqu'aux dents, perfectionnent de plus en plus leurs engins et leur instruction militaire pour s'assurer la paix, suivant le précepte latin.

Pour ne pas nous égarer dans une digression trop longue, restons, si vous le voulez bien encore une fois, sur notre continent africain : c'est là d'ailleurs que la lutte coloniale se montre le plus vive à l'heure qu'il est. Les Anglais semblent vouloir le rayer d'une immense croix, allant d'une part de l'embouchure du Nil au Cap de Bonne-Espérance, et d'autre part de Sierra-Leone à la Somalie anglaise ; les Allemands essaient de réunir leurs vastes territoires de l'Afrique orientale au Cameroun ; et nous-mêmes ne nous efforçons-nous pas aussi d'arriver les premiers et de réunir à la fois le Soudan à nos possessions de l'Afrique septentrionale et nos colonies de l'Atlantique à celles de la mer Rouge et de la mer des Indes. Je ne retiens que pour mémoire les efforts des Italiens, des Belges et des Portugais, qui ont aussi leur lot dans ce colossal partage. Vous le voyez, sur cette seule partie du globe, la lutte est assez générale et assez chaude; elle comporte, comme on sait, des explorations réitérées qui marchent en éclaireurs, des colonnes expéditionnaires, souvent nombreuses, chargées de pacifier les territoires reconnus et enfin une mise en valeur, la colonisation. Voilà bien des choses pour nous mettre en contact avec les contrées tropicales et les races qui les habitent. Sans parler des noirs et des jaunes, qui deviennent ainsi nos auxiliaires et nos sujets ; sans parler de ces indigènes qui représentent une grosse valeur que nous devons sauvegarder, la pathologie exotique nous intéresse donc pour nous-mêmes, puisque certains d'entre nous se trouvent obligés de vivre et de séjourner, au moins momentanément, dans les pays chauds et dans la zone torride.

De plus, aujourd'hui où les voyages sont si fréquents et si rapides, il y a forcément des mélanges extrêmes entre les populations et l'on peut rencontrer non seulement ici, mais encore dans les pays tempérés, des cas d'affections tout à fait exotiques. Parmi ces dernières, plus d'une est peut-être capable de s'acclimater et de s'adapter à ce nouveau milieu. Pour ne citer qu'un ou deux exemples, je vous rappellerai ce que dit M. le professeur R Blanchard à propos des Douves et du Dragonneau, qui peuvent choisir différents hôtes intermédiaires. Ce dernier s'introduirait aisément, à l'état embryonnaire, dans le corps de certains petits Crustacés de nos régions, ce qui pourrait faire craindre son acclimatement même en France. Indépendamment de nos incursions aux colonies, nous sommes donc menacés jusque chez nous.

Nous venons de nous placer à un point de vue purement général et utilitaire ; quittons ce terrain pour voir de plus haut et considérons notre patrimoine scientifique ; nous trouvons là encore des raisons majeures pour nous lancer vers l'inconnu, à l'instar des explorateurs. Sans aucun doute, la science n'a point de patrie ; mais qui donc oserait nier qu'à côté de la lutte militaire et commerciale, il existe une véritable lutte scientifique entre les divers peuples? Vous devez éprouver, j'en suis sûr, les mêmes sentiments que moi à l'annonce d'une découverte faite par un étranger ; je m'en réjouis pour la science et pour l'humanité, mais avec une secrète jalousie que l'auteur ne soit pas un Français. Notre esprit génial nous défend de nous désintéresser de ces problèmes qui sont en même temps poursuivis avec un acharnement fébrile par les savants des autres nations.

Vous comprenez donc bien, Messieurs, qu'il y a pour ainsi dire des moments dans l'histoire de la médecine, comme il y en a dans l'histoire de l'humanité et que certaines études qui auraient pu paraître un peu spéculatives autrefois, tendent à devenir de plus en plus pratiques, de plus en plus indispensables aujourd'hui. Autrement dit, l'étude des maladies des pays chauds s'impose et par suite de l'évolution scientifique et par suite de l'évolution sociale; l'épidémiologie de ces contrées doit suivre leur histoire, et leur géographie médicale doit malheureusement prendre place à côté de leur géographie politique et industrielle.

Vous saisissez donc pourquoi tout médecin instruit doit s'intéresser à la pathologie exotique et avoir des données précises sur des affections pour ainsi dire ignorées même de nom autrefois ; voyons maintenant ce qu'on a fait au point de vue de ces études spéciales, aussi intéressantes qu'utiles. A côté des efforts privés des médecins coloniaux et des explorateurs dont je vous ai fait l'éloge en débutant, qu'ont organisé les gouvernements ?

Certains grands pays, situés dans les régions qui nous intéressent, jouissent d'une civilisation avancée, comme l'Australie, les Républiques Sud-Américaines, le Japon, etc. Ces pays ont créé des Universités florissantes, où les médecins indigènes et étrangers peuvent étudier avec fruit les maladies locales. En outre, les diverses nations européennes ont semé ici et là des stations sanitaires, des laboratoires bactériologiques, dans leurs grands centres coloniaux; enfin, outre les chaires des écoles de médecine navale, qui sont pourvues de titulaires éminents, deux pays ont créé chez eux des chaires de pathologie exotique, la Belgique à Gand, la France à Alger.

Indépendamment de ces centres fixes, par les temps de grandes épidémies, les gouvernements ou les hautes autorités coloniales délèguent des envoyés en missions extraordinaires : vous avez vu tout dernièrement Yersin partir pour Bombay, Koch pour l'Afrique Australe, et R. Würtz pour l'Abyssinie.

En outre, depuis plusieurs années, l'helminthologie et plus particulièrement la parasitologie exotique, sous l'impulsion de M. R. Blanchard en France, de Leuckart en Allemagne, de Manson en Angleterre, etc., ont fait les plus remarquables progrès. La chaire d'histoire naturelle de la Faculté de médecine de Paris, entre les mains de M. R. Blanchard, persistera, je le sais, dans cet esprit nouveau, qui constitue véritablement la partie intéressante de l'histoire naturelle médicale.

Enfin, dans ces derniers temps, des livres très documentés ont paru, succédant à celui de Kelsch et Kiener ; des revues se sont créées un peu partout, le *Janus* à Amsterdam, les *Archives de Parasitologie* à Paris, etc. Mais je m'arrête, car je n'ai pas l'intention d'entamer l'historique de toutes ces choses et de rapporter tous les bienfaits que l'humanité en a déjà retirés jusqu'à ce jour ; je veux bien davantage me restreindre, rester sur mon terrain et m'occuper uniquement de notre centre particulier, tel qu'il a été conçu et tel qu'il a été placé.

Au risque de ne pas plaire à tout le monde, je vais vous exposer franchement mes idées au sujet de son fonctionnement. La chaire des maladies des pays chauds, dans son cadre restreint, doit former un tout complet ; alors que les enseignements des pathologies interne et externe, trop vastes pour rester dans les mains d'un seul, sont complétés par l'anatomie pathologique, les cliniques, la thérapeutique médicale et chirurgicale, nous devons pouvoir nous suffire à nous-même dans notre modeste spécialité. Pourquoi d'ailleurs s'acharner toujours à copier ce qui a déjà été fait ? Voilà une chaire unique, absolument spéciale : pourquoi vouloir l'assimiler entièrement aux autres et la modeler sur elles ? Elle doit s'occuper de choses étranges : qu'elle reste donc étrange elle-même, pour qu'elle ait bien son éclat spécial, qui pourra peut-être rejaillir un jour sur la future Université d'Algérie. Ceux qui se succèderont ici seront pour ainsi dire les pionniers d'un nouvel enseignement, qui aura plus tard sa place dans les grands centres scientifiques de la métropole. Que l'on nous laisse nos coudées franches et la liberté d'allure qui sied et que l'on octroie d'habitude à ceux qui s'en vont à la découverte. Je réclame donc un petit enseignement complet, comportant une partie clinique, un laboratoire et un cours théorique. Aucun de ces trois facteurs ne doit se développer démesurément aux dépens des autres ; tous doivent, au contraire, concourir d'une façon égale au but commun, en se complétant l'un l'autre. De la sorte, l'affection observée tout d'abord sur le malade pourra ensuite être étudiée expérimentalement et sera en fin de compte exposée et analysée devant vous avec tous les détails désirables.

C'est déjà vous dire que la base de mon système c'est l'étude sur place, qui présente toutes les garanties des bonnes installations, les missions à longue distance n'étant là que pour parfaire au besoin la besogne préliminaire toujours indispensable en pareil cas. D'autres en ont pensé autrement : je vous ai dit tout à l'heure que les affections exotiques avaient été étudiées, soit dans des stations scientifiques, soit à l'aide de missions ; certains, envisageant surtout ce dernier moyen comme plus pratique, ont estimé que le professeur des maladies des pays chauds devait être avant tout un homme essentiellement mobilisable au premier appel, en dehors du semestre réservé aux cours. Tel n'est pas, je vous le répète, mon avis. Sans doute, dans un rayon restreint, les missions inopinées peuvent avoir du bon et produire un effet utile, et soyez sûrs que je ne m'y déroberai pas ; mais quant aux voyages aux antipodes, à la recherche d'une découverte, il faut s'en montrer quelque peu avare. Pour de pareilles besognes, le plus souvent un seul homme ne suffit pas ; en tout cas, pour s'aventurer ainsi à bon escient, pour retirer quelques bénéfices sérieux de dépenses toujours très onéreuses et de fatigues sans nombre, il faut un objectif arrêté, des plans mûris et tout cela doit être fortement préparé par de longues et patientes recherches dans le calme, et au milieu de toutes les ressources d'une situation assise. En un mot, de semblables expéditions, comme toutes les autres, ont besoin de maturation : elles se *préparent*, elles *s'organisent*, elles ne *s'improvisent* pas.

Mais, allez-vous me dire, où trouverez-vous des malades ? C'est évidemment le point capital, le point décisif. Rien de plus facile cependant, à la condition que l'on me concède quelques lits pour y hospitaliser mes patients.

Pour les maladies qui existent dans nos régions, et celles qui s'y égarent de temps à autre, venant des tropiques, je ferai des recherches personnelles, je ferai appel à votre bonne volonté à vous et au concours de mes confrères civils et militaires, et j'arriverai ainsi à rencontrer des cas intéressant la pathologie exotique. Il y a quelques jours, j'ai été appelé en consultation par un de mes confrères, pour voir un magnifique cas de filariose, avec varices lymphatiques, lympho-scrotum, etc. : si j'avais eu où hospitaliser le malade, j'aurais donc pu vous présenter un cas typique de cette curieuse affection.

Pour les maladies plus lointaines, plus cantonnées dans la zone tropicale, je ne me dissimule pas que la question est beaucoup plus complexe. Afin d'éviter le reproche que l'on ne manquerait pas de me faire, de vouloir acclimater des maladies nouvelles sur le sol algérien, je veux en premier lieu établir deux catégories bien distinctes : les maladies qui sont contagieuses et celles qui ne le sont pas. Il est de toute évidence que nous devons nous défendre de toutes nos forces contre l'introduction des premières; si par malheur elles venaient nous visiter accidentellement, elles pourraient être étudiées avec fruit au lazaret de Matifou. Pour les secondes, au contraire, si bizarre que cela puisse paraître de prime abord, je dis hautement que nous devons aller les chercher.

Certaines maladies non contagieuses sont suffisamment chroniques pour ne pas faire reculer devant un transport ; celles-là peuvent venir jusqu'à nous. Un exemple fera mieux saisir la portée de mes paroles ; vous savez sans doute que l'étude de la filariose sanguine est maintenant très compliquée, puisqu'au lieu d'une seule Filaire, comme au temps de Lewis, il y a de cela tout au plus une vingtaine d'années, on en compte aujourd'hui cinq espèces; de plus, cette question de la Filaire du sang se mêle à l'étude de diverses affections exotiques encore mal connues, comme le craw-craw, et la maladie du sommeil. Cette dernière affection est une véritable pierre d'achoppement pour la colonisation nègre dans certains centres de la côte occidentale d'Afrique, depuis la Sénégambie jusqu'au sud de l'Angola. Si vous voulez être édifiés à son égard, lisez la belle relation de M. Corre, médecin de la marine, chargé d'inspecter nos postes de la côte du Sénégal à ce point de vue tout spécial. Je tiens la chose de mon collègue, M. le professeur Sambuc, qui a vécu dans ce pays : certains de ces postes, Portudal et Joal, en face de l'îlot de Gorée, sont tellement décimés par l'affection que, chose extraordinaire sous les tropiques, on a été obligé à certains moments de relever la garnison nègre par des blancs et d'y placer des soldats d'infanterie de marine. Il y aurait donc pour nous un intérêt majeur à connaître enfin la cause de cette terrible maladie, pour en arrêter le traitement ou tout au moins la prophylaxie. A la suite d'une observation déjà fort longue, on sait qu'il s'agit surtout d'une maladie des nègres, évoluant sur des points déterminés de la côte occidentale d'Afrique ; l'affection présente donc les meilleures garanties pour ne pas s'acclimater chez nous ; en tous cas, on ne peut voir là en aucune façon quelque chose de contagieux.

J'ai pris cet exemple, mais il ne me serait pas difficile de vous en citer d'autres. En pareille occurrence, alors que les sujets atteints sont encore parfaitement transportables, ne pourrait-on pas recourir à la chaire qui a pour mission d'étudier la pathologie des pays chauds et nous envoyer quelques indigènes atteints de la maladie? Nous pourrions alors les observer tout à loisir, au double point de vue clinique et expérimental. L'instruction publique pourrait se rendre aussi grandement utile au service des colonies. Une fois le principe admis, on aurait vite fait de réglementer la chose, et cela coûterait assurément beaucoup moins cher que les missions. Tout cela est si peu difficile à réaliser que, je puis bien vous le dire, certains gros industriels n'ont pas hésité à tenter l'aventure pour leur propre compte. Et puis, n'envoie-t-on pas des spécimens des divers peuples et des animaux exotiques dans nos jardins publics et dans nos expositions ? De même, ce que l'on fait dans un but d'agrément, ne pourrait-il être fait dans un but utilitaire ? Pourquoi n'enverrait-on pas jusqu'à nous des malades atteints de ces affections qui déciment certaines régions, lorsque nous avons tout à gagner et rien à perdre à leur étude ?

LILLE — IMP. LE BIGOT FRÈRES.

ARCHIVES DE PARASITOLOGIE

RÉDACTION : *15, rue de l'École-de-Médecine*, PARIS

Secrétaire de la Rédaction : M. le Dr J. GUIART

Les *Archives de Parasitologie* publient des mémoires originaux écrits dans l'une ou l'autre des cinq langues suivantes : français, allemand, anglais, espagnol et italien. Les auteurs de mémoires en langues étrangères doivent, autant que possible, fournir un texte écrit à la machine, afin de réduire les corrections au minimum.

Ce texte doit être conforme aux règles suivantes :

1° On appliquera strictement les règles de la nomenclature zoologique ou botanique adoptées par les Congrès internationaux de zoologie et de botanique ;

2° On fera usage, tant pour les noms d'auteurs que pour les indications bibliographiques, des abréviations adoptées par ces mêmes Congrès ou par la Société Zoologique de Londres ;

3° Les noms géographiques ou les noms propres empruntés à des langues qui n'ont pas l'alphabet latin seront transcrits conformément aux règles internationales adoptées par les Congrès de zoologie ;

4° Tout nom d'être vivant, animal ou plante, commencera par une première lettre capitale ;

5° Tout nom scientifique latin sera imprimé en italiques (souligné une fois sur le manuscrit).

MM. les Auteurs d'articles insérés aux *Archives* sont instamment priés de renvoyer à M. le Secrétaire de la rédaction, *dans un délai maximum de huit jours*, les épreuves corrigées avec le manuscrit ou l'épreuve précédente.

Ils recevront gratis 50 tirés à part de leur article. Ils sont invités à faire connaître sans délai s'ils désirent en recevoir un plus grand nombre (50 au maximum), à leurs frais et conformément au tarif ci-dessous. Ce tarif ne vise que l'impression typographique ; il ne concerne point les planches, dont le prix peut varier considérablement. Toutefois, il importe de dire que, pour les exemplaires d'auteurs, les planches seront comptées strictement au prix de revient.

TARIF DES TIRÉS A PART

	25 ex.	50 ex.
Une feuille entière	6f 30	8f 20
Trois quarts de feuille	5 40	7 »
Une demi-feuille	4 50	5 75
Un quart de feuille	3 85	5 10
Un huitième de feuille	2 90	3 85
Plusieurs feuilles . . . . La feuille	6 10	7 85

Le Secrétaire de la Rédaction, Gérant :

Dr Jules GUIART.